Dr L. WYART

De l'Arrachement

chez la Femme

de la totalité du cuir chevelu

(SCALP TOTAL)

LYON. — A. REY

DE L'ARRACHEMENT

CHEZ LA FEMME

DE LA TOTALITÉ DU CUIR CHEVELU

(SCALP TOTAL)

DE
L'ARRACHEMENT

CHEZ LA FEMME

DE LA TOTALITÉ DU CUIR CHEVELU

(SCALP TOTAL)

PAR

Le Dr Louis WYART

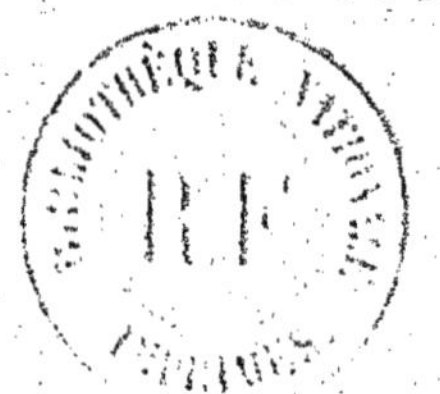

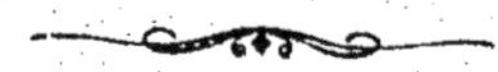

LYON

A. REY, IMPRIMEUR-ÉDITEUR DE L'UNIVERSITÉ

4, RUE GENTIL, 4

—

1898

INTRODUCTION

« S'il n'est pas rare d'observer des plaies à la tête de
grande dimension et de les voir guérir, il est presque
exceptionnel, au contraire, de rencontrer des exemples
d'arrachement complet du cuir chevelu, plus exceptionnel
encore de les voir se terminer favorablement. » C'est
ainsi que s'exprimait Reverdin, lorsqu'il publiait en 1876,
dans la *Deutsche Zeitschrift für Chirurgie*, une observation relative à un arrachement total du cuir chevelu
produit par un engrenage chez une ouvrière. Ces accidents, heureusement rares encore, sont appelés à devenir
d'autant plus fréquents que les progrès du machinisme
industriel deviendront plus considérables. Nous ajoute-
rons que s'il existe un genre de plaies plus propre que
tout autre à mettre à l'épreuve la patience du malade et
du chirurgien, c'est assurément celui des arrachements
du cuir chevelu.

Or, pendant que nous suivions la clinique de M. le professeur Poncet, nous avons observé dans ces derniers
temps, une jeune femme dont la totalité du cuir chevelu
avait été arrachée par un enroulement de ses cheveux

autour d'un appareil mécanique. Cette blessure épouvantable nous a vivement intéressé et, sur les conseils de M. le professeur Poncet, nous résolûmes de faire de ce cas le point de départ de nos recherches. Nous avons pu réunir onze observations de scalp total. Dans tous les cas, il s'agit de femmes ou de jeunes filles, ce qui s'explique par les conditions mêmes de l'arrachement, à savoir l'enroulement de la chevelure sur un appareil mécanique, tel qu'on en utilise dans nombre d'ateliers.

Nous n'aurons en vue que l'arrachement total du cuir chevelu qui constitue une lésion traumatique bien nettement séparable par son mécanisme, par ses caractères anatomiques, enfin par son évolution clinique et aussi par le traitement qui lui convient.

Nous diviserons notre travail en cinq chapitres :

Chapitre I. — *Historique.*

Chapitre II. — *Considérations anatomo-physiologiques relatives au cuir chevelu.*

Chapitre III. — *Etiologie. Mécanisme.*

Chapitre IV. — *Symptômes immédiats. Suites et complications.*

Chapitre V. — *Pronostic et traitement. — Observations et conclusions.*

Avant d'entrer directement dans notre sujet, nous tenons à acquitter publiquement nos dettes de reconnaissance.

A M. le professeur Poncet iront nos premiers et plus vifs remerciements. Ce maître éminent nous a toujours accueilli avec la plus grande affabilité; il nous a prodigué ses conseils, ne nous économisant ni son temps, ni sa peine; grâce à lui nous avons pu conduire ce travail à bonne fin. Pendant trois années, élève assidu de M. le professeur Poncet, nous avons appris à aimer, sous sa haute autorité, tout ce qui touche à la clinique chirurgicale. Nous n'oublierons jamais ni la science clinique, ni l'art opératoire de ce professeur distingué. Nous sommes heureux d'avoir édifié notre modeste travail sous la direction d'un tel maître.

Il nous fait aujourd'hui le très grand honneur de présider notre thèse; qu'il nous permette de lui en exprimer notre respectueuse gratitude.

Que nos maîtres civils et militaires qui nous ont témoigné de l'intérêt veuillent bien croire à notre profonde reconnaissance.

Que tous nos camarades d'école, dont nous n'oublierons pas la sympathique cordialité, que les Drs Consergue et Suttel, dont nous avons souvent apprécié la sincère amitié, soient assurés de notre profonde sympathie.

———————————

DE L'ARRACHEMENT

CHEZ LA FEMME

DE LA TOTALITÉ DU CUIR CHEVELU

(SCALP TOTAL)

CHAPITRE PREMIER

HISTORIQUE

Bien avant que les arrachements du cuir chevelu par des machines industrielles aient été signalés, avant qu'ils aient été l'objet de description, de la part des praticiens et qu'ils aient pris rang parmi les plaies de tête les plus redoutables, des explorateurs, pionniers de la civilisation européenne dans l'Amérique du Nord, nous avaient appris à connaître une plaie du même genre, produite par le couteau des Indiens, avec le scalp. Dans les différentes relations de voyage, dans les documents américains que nous avons pu consulter, il est presque toujours fait mention de la coutume qu'ont les Peaux-Rouges de scalper leurs ennemis. Champlain, dans ses récits sur ses expéditions au Canada, raconte qu'étant en relations continues et forcées avec des peuplades sauvages, il eut souvent l'occasion de voir pendre à la ceinture des Indiens, ses alliés, la chevelure de guerriers de tribus ennemies. Il rapporte même qu'il assista au supplice d'un prisonnier « à qui ils (les Indiens alliés) escorchèrent le haut de la teste et lui firent degoutter dessus certaine gomme toute chaude. » Il les vit aussi scalper sur le champ de bataille ceux de leurs ennemis qu'ils avaient tués dans le combat.

D'autres écrivains rapportent les mêmes faits : en 1859, c'est un Américain, M. Catlin, chargé d'une mission par son Gouvernement, qui est obligé d'entrer en relations avec les Indiens et assiste à des scènes de même genre. En 1860, un Allemand, Moellhausen, et aussi le prince Maximilien de Wied-Neuwied, assistent à la danse du scalp. En 1860 encore, c'est M. de Wogan qui est fait prisonnier par des Indiens : attaché au poteau de supplice, il est sur le point d'être scalpé et mis à mort, lorsqu'il est sauvé par un Anglais, devenu grand chef indien...., etc. Il est certain que cette coutume indienne ne prit pas naissance du jour où les Européens firent leur apparition dans l'Amérique du Nord. De tout temps les Indiens ont dû pratiquer le scalp, surtout aux jours où ils parcouraient le sentier de la guerre. Que leur importait d'ailleurs l'état de paix ou de guerre, que leur importait aussi que ce fût une femme qui tombât sous leurs coups, la chevelure du vaincu était le prix de la victoire ; le scalp d'une squaw était un trophée au même titre que celui d'un guerrier.

Si cette coutume est restée si longtemps en honneur et l'est peut-être encore, c'est que pour être considéré comme un brave, pour devenir un grand chef, il fallait avoir pris un grand nombre de chevelures, avoir fait ses preuves. Tuer un ennemi, c'est bien ; le scalper c'est mieux : car le scalp atteste la victoire, il en est le témoignage vivant.

De plus, pour ces peuplades, il paraîtrait que l'Indien scalpé n'a pas le droit d'entrer dans les prairies heureuses, ces Champs-Elysées des Peaux-Rouges; le gardien de l'endroit en ferme hermétiquement la porte à ceux qui n'ont pas toute leur chevelure. De là sans doute l'acharnement à scalper leurs ennemis et à protéger les leurs de la même offense. Cette pratique étant considérée comme tellement naturelle par les Peaux Rouges et la menace d'être scalpé tellement présente à leur esprit que certaines peuplades, ainsi que le rapporte M. Mœllhausen, portent, à côté de la majeure partie de leur chevelure flottante, le skalp locke ou tresse à scalper.

Comment les Indiens pratiquaient-ils le scalp ? Le Peau-Rouge scalpe l'ennemi qu'il tue en lui enlevant la partie supérieure de la chevelure, celle qui forme la tonsure des prêtres catholiques. Quelques tribus prennent même tout le scalp, toute la chevelure. Pour scalper, l'Indien, armé de son couteau, fait une incision en rond autour du crâne et prenant la chevelure par le sommet, l'arrache vivement ; elle vient avec la peau sur toute la surface découpée. « Ça vient tout seul, » disait à M. Simonin, à qui nous empruntons le détail de la façon de scalper, un vieux trappeur qui avait pris fait et cause pour les Indiens dans leurs guerres intestines et avait lui-même scalpé. Le scalp n'était en général pratiqué que sur l'ennemi mort ou blessé mortellement, ou n'était qu'un des épisodes du long supplice que subissaient les prisonniers avant d'être achevés. Le scalp a pu être pratiqué sur des blessés qui ont survécu à leurs blessures, comme le rapportent certains écrivains tels que Fenimore Cooper, Meyne-Reid, dans leurs romans; de plus, dans le *Journal des Voyages*, où nous avons pu lire la relation de la révolte des Indiens en 1864, le fait suivant est rapporté : « Au cours de cette guerre du Colorado, dans un des combats qui la signalèrent, connu sous le nom de massacre de Sand Creeck et où la victoire resta au colonel Chivington, un jeune Indien fut scalpé par un blanc et put néanmoins remonter à cheval et s'enfuir. Depuis il survécut à ses blessures et prit le nom de Crâne sanglant. Il est probable qu'il n'avait subi que le scalp partiel. Quand le cuir chevelu tout entier constituait le trophée, la blessure qui en était la conséquence devait suffire à elle seule à provoquer la mort.

Dans la littérature médicale, par contre, il nous a été permis de relever un certain nombre de cas de scalp industriel. Dès 1841, M. de Lavacherie en publiait un cas. Depuis Reverdin, Salles, Burdel, Gross, Triponel en ont relaté des exemples. Des auteurs allemands, Gerok, Bruns, ont fait des études sur ce sujet. Enfin des traitements variés en ont été proposés, malgré le pessimisme de beaucoup d'auteurs, parmi lesquels Follin, qui pensaient que la mort était la terminaison inévitable de ce genre d'accident. Reverdin, le premier, guérit un scalp par les greffes, puis Gussenbauer employa la même méthode. Enfin Ollier proposa des greffes à grandes lanières dermo-épidermiques.

CHAPITRE II

CONSIDÉRATIONS ANATOMO-PHYSIOLOGIQU
RELATIVES AUX PARTIES MOLLES
DE LA CALOTTE CRANIENNE

Quelle que soit la région que la calotte cranienne soit destinée à recouvrir, les parties molles qui la constituent forment un certain nombre de plans qui se superposent et qui, abstraction faite des muscles, des nerfs et des vaisseaux spéciaux à telle ou telle région, sont communs à l'étendue entière du cuir chevelu. Ces différents plans présentent sur une coupe verticale la disposition suivante :

1° Une première couche constituée par la peau, qui offre à ce niveau une épaisseur plus considérable que dans la plupart des autres régions du corps et dans l'épaisseur de laquelle sont implantés les bulbes pileux des cheveux et leurs annexes, les glandes sébacées ;

2° Une couche cellulo-graisseuse sous-cutanée, constituée par des travées fibreuses résistantes et fort nombreuses, qui, se détachant de la face profonde du derme, se portent vers le plan musculo-aponévrotique 's-jacent et adhèrent autant à ce plan fibreux qu'à la peau. Dans l'épaisseur de cette couche serpentent les vaisseaux, artères et veines ;

3° Un premier plan fibreux auquel s'attachent quelques

muscles. frontaux et occipitaux, et auquel on a donné le nom d'aponévrose épicranienne ;

4° Une couche de tissu conjonctif, très lâche, dépourvue de graisse, destinée à faciliter le glissement des parties sus-jacentes sur le périoste, presque totalement dépourvu de vaisseaux propres ;

5° Le périoste, remarquable par son peu d'adhérence à la voûte du crâne, sauf au niveau des sutures où il est solidement fixé.

A côté de ces parties qui concourent en tous les points au revêtement de la boîte cranienne, il en existe d'autres qui appartiennent plus spécialement à telle ou telle autre région : ce sont des muscles surtout ; c'est ainsi qu'à la région occipito-frontale se rattachent les muscles frontaux et occipitaux, alors que les muscles temporaux et l'aponévrose temporale correspondent à la région temporale.

Mais il est un point sur lequel nous insisterons, car il est destiné dans la suite à nous fournir d'intéressantes remarques : nous voulons parler ici de la vascularisation et de l'innervation de la calotte cranienne. Un premier fait important à signaler est l'abondance, la multiplicité des vaisseaux artériels et veineux dans cette région ; il n'est pas de territoire anatomique mieux vascularisé. D'autre part, la disposition de ce lascis vasculaire offre entre autres deux particularités notables : les vaisseaux, qui le constituent, occupent, en particulier dans la région occipito-frontale, une situation tout à fait superficielle et cheminent dans la couche fibro-graisseuse sous-cutanée, qui adhère fortement à leurs parois.

Quant aux veines, leur disposition n'est pas moins intéressante : il en est parmi elles de superficielles ou tégumentaires, de diploïques situées dans l'épaisseur des os et aussi d'autres dites émissaires ou communicantes, reliant la circulation veineuse extra-cranienne à l'intra-cranienne.

Les artères fort nombreuses, comme nous l'avons dit, sont fournies, à part les frontales qui viennent de l'ophtalmique, par la carotide externe. Quant aux veines, elles viennent s'aboucher dans les veines frontale, temporale superficielle, occipitale, et aussi dans la veine mastoïdienne qui s'engage dans le trou mastoïdien et se jette dans le sinus latéral.

L'innervation de la calotte cranienne offre ceci de spécial qu'à part quelques rameaux du facial elle est fournie par des nerfs exclusivement sensitifs. Ce sont les nerfs frontaux en avant, le nerf auriculo-temporal sur les côtés et au-devant de l'oreille, branches du trijumeau ; les ramifications terminales des branches auriculaire et mastoïdienne du plexus cervical superficiel pour les parties situées en arrière du pavillon de l'oreille, enfin le grand nerf sous-occipital, rameau postérieur de la deuxième paire cervicale, en arrière.

Il existe en outre à ce niveau tout un système de lymphatiques situés sur le même plan que les veines et formant avec celles-ci et les vaisseaux artériels un lascis des plus riches.

Quel est donc le rôle des téguments craniens pour qu'ils soient à ce point pourvus de vaisseaux et de nerfs? Quelles fonctions sont-ils appelés à remplir qui justifient les dispositions spéciales que l'on y rencontre? Ils doivent protéger la voûte osseuse du crâne contre les traumatismes, et concourir avec cette dernière à préserver la masse encéphalique, non seulement des blessures de tout genre qui pourraient les atteindre, mais encore des variations plus ou moins grandes et brusques de la température. Ces téguments jouent donc un rôle important dans la protection et la régulation thermique de l'encéphale. Dès lors, qu'arrivera-t-il lorsqu'ils auront été arrachés totalement?

C'est ce que nous nous proposons d'étudier dans la suite, toutefois après avoir recherché les causes de ce genre d'accident.

CHAPITRE III

ÉTIOLOGIE. -- MÉCANISME

Les cas d'arrachement total des téguments crâniens sont
assez rares et ne se rencontrent jamais que dans certains
milieux. La catégorie d'individus, qui fournit les exemples
de ces traumatismes, soit dans les hôpitaux, soit dans la
clientèle, est presque totalement composée par la popula-
tion ouvrière. Aussi, est-ce dans les centres manufactu-
riers, dans les villes industrielles que ces cas se présentent
à l'observation du praticien. Certaines industries spéciales,
en particulier, exposent les ouvriers qu'elles occupent à ces
arrachements : les ateliers de filature, de tissage, les
verreries, etc. semblent jouir dans cet ordre d'accidents
d'une triste prérogative. Quant aux victimes, ce sont presque toujours, nous pouvons même dire exclusivement des
femmes; ce sont elles qui sont les tributaires de ces
énormes plaies, qui les exposent à la mort ou les laissent
à jamais mutilées.

L'explication de ces faits et assez simple. Il suffit en
effet de jeter un coup d'œil dans un de ces ateliers où se
pressent en majeure partie des femmes pour se rendre
assez exactement compte de la façon dont peuvent se
produire ces arrachements. Il n'est pas un de ces ateliers
où l'on ne trouve des courroies de transmission, des engre-

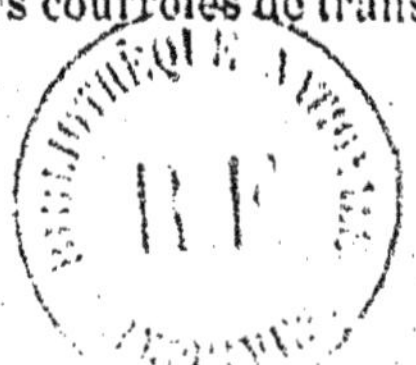

nagés ou des volants en marche, un ou même plusieurs arbres de couche en rotation.

Ce sont là les auxiliaires obligés de l'industrie et, quand on pense à la multiplicité des rouages capables de scalper les ouvrières qui travaillent dans ces fabriques ou ces usines, l'on est étonné du petit nombre d'accidents de ce genre qui se produisent. C'est aussi que les ouvrières sont généralement assez éloignées de ces différentes machines, mais il leur arrive d'être astreintes à passer ou à travailler auprès d'elles, parfois aussi, sans besoin et avec cette insouciance des gens du métier, elles s'exposent inutilement. Dans les observations que nous avons pu relever, il s'agit souvent d'ouvrières qui, pour se rendre à leur place, pour aller voir une de leurs compagnes, se faufilent au milieu des engrenages, ou se glissent dessous les arbres de couche en rotation. D'autres plus prudentes, mais aussi malheureuses, sans quitter le lieu où elles travaillent, oubliant un seul instant leur terrible voisinage, exécutent un mouvement qui les rapproche soit d'un tour, soit d'un volant en marche et sont victimes de ce moment d'inattention. Dans ces différents cas, la chevelure de ces femmes, ou la résille qui la renferme, peuvent être accrochées par quelque aspérité d'un arbre de couche, une dent d'engrenage, un bras de volant : les cheveux suivent le mouvement de rotation des appareils qui les ont saisis et s'enroulent autour d'eux. Avant que toute tentative pour dégager l'ouvrière eût pu être tentée, le cuir chevelu est arraché complètement.

Pourquoi cet arrachement se produit-il? Le cuir chevelu est sollicité par deux forces qui agissent en sens contraire : l'une est représentée par la portion de machine sur laquelle s'est enroulée la chevelure, l'autre par le poids du corps. A ces facteurs viennent s'en adjoindre d'autres : à la force de traction opérée par la machine s'ajoute la vitesse dont est animée cette dernière, et parfois au poids du corps s'adjoignent les mouvements de défense de la blessée, retrait du corps, secousses, etc. Dans ces conditions, le cuir chevelu résistera jusqu'au moment où son élasticité aura atteint sa limite extrême; alors, se produira l'arrachement, le plus souvent aux points où le cuir chevelu tend à se fusionner avec les téguments de la face et du cou, ou mieux aux points où il commence à perdre de son épaisseur. La solution de continuité se produit au niveau de la couche du tissu conjonctif sous-aponévrotique qui glisse sur le périoste.

Il se peut aussi (obs. I) que la femme, suspendue au-dessus du sol par ses cheveux, enroulés sur un arbre de couche, suive le mouvement de rotation de celui-ci et tourbillonne, jusqu'à ce que l'arrachement ait lieu : dans ce cas, au poids du corps vient s'ajouter la vitesse qui lui est imprimée par la rotation de l'arbre de couche.

A côté de ces cas de scalp industriel, nous croyons devoir citer une observation de Gross, dans laquelle il est fait mention d'un arrachement de cuir chevelu, produit par entortillement sur la serrure d'une porte; enfin, nous signalons cette autre observation de C. Dixon dans le *Courrier médical de Saint-Louis* (1881), où il s'agit d'un cas de scalp par un ours gris.

CHAPITRE IV

SYMPTOMES IMMÉDIATS. — SUITES
ET COMPLICATIONS

Quel que soit le mécanisme qui ait présidé à de tels arrachements, quelle que soit aussi l'étendue de la perte de substance, ces plaies présentent un certain nombre de symptômes constants.

Il semblerait de prime abord que le scalp total doive éveiller une douleur intolérable ; les plaies par arrachement, qui dilacèrent les tissus, tiraillent les nerfs avant de les rompre, sont parfois excessivement douloureuses ; de même une plaie quelconque qui intéresse des terminaisons nerveuses motrices et surtout sensitives s'accompagne toujours du symptôme douleur. Or le cuir chevelu a une innervation assez riche qui lui est fournie par la racine sensitive du trijumeau, par le plexus cervical superficiel, etc. : ces filets nerveux sont forcément intéressés par une plaie comme celle produite par le scalp. Dilacération, arrachement des tissus et lésions nerveuses se retrouvent donc dans ces plaies et pourtant la douleur au moment de l'accident n'est pas très prononcée ; elle peut être presque nulle et parfois elle est si peu perceptible qu'elle ne suffit pas à attirer l'attention de la personne qui vient d'être victime de cette mutilation (obs. VI). Bien plus, il en est parmi ces ouvrières qui, lorsqu'elles se rendent compte de l'accident qui vient de leur arriver, n'ont d'autre préoccupation que celle de réclamer leur chevelure et demandent à regagner à pied leur domicile (obs. II, V). La sensation que nous ont dit avoir ressentie les deux malades que nous avons interrogées a été une sensation de pesanteur, de lourdeur ayant pour siège la tête. L'une d'elles pour se rendre à l'Hôtel-Dieu, où elle se trouve à l'heure actuelle dans le service de M. le professeur Poncet, a effectué un parcours assez long en chemin de fer : elle nous a dit n'avoir nullement souffert pendant son voyage ; seuls les cahots de la voiture, qui l'a conduite de la gare à l'hôpital, lui ont causé quelque souffrance. Cette absence de grande douleur pourrait s'expliquer si ces arrachements provoquaient du choc. Mais le blessé en état de choc, en plus de l'insensibilité à la douleur, présente une indifférence complète à tout ce qui se passe autour de lui ; il est plongé dans une torpeur dont ne parviennent pas à le tirer les questions qu'on peut lui poser. Ce sont là des phénomènes que l'on n'observe pas à la suite des arrachements du cuir chevelu. On ne peut pas non plus invoquer la stupeur locale pour expliquer ce manque de douleur, car alors on ne s'expliquerait pas que la mortification des tissus subsistant encore et la nécrose des os n'en soient pas la conséquence.

L'hémorragie produite en pareil cas, bien qu'abondante parfois, n'est en rapport ni avec l'étendue de la plaie, ni surtout avec l'irrigation sanguine de la région. Cette hémorragie est surtout veineuse. Nous n'avons trouvé qu'un cas où la ligature d'une des artères temporales avait été nécessaire (obs. VIII). Il se produit ici ce qui a lieu dans toutes les plaies par arrachement, au niveau des artères; les tuniques artérielles, grâce à l'inégalité de leur résistance et de leur rétraction, ne cèdent pas en même temps; les tuniques interne et moyenne se rompent les premières et reviennent sur elles-mêmes en diminuant à la fois la longueur et le calibre du vaisseau ; la tunique externe, très élastique, s'allonge et s'effile et lorsqu'elle se rompt, son sommet est étroit, tordu, irrégulier. La partie rompue de l'artère présente donc un cône allongé dont la base est en partie obstruée par les tuniques moyenne et interne qui se sont rétractées. S'il en était autrement, la disposition des artères, qui rampent dans le cuir chevelu, est telle que l'hémorragie produite serait considérable ; les artères sectionnées seraient en effet maintenues béantes par les tractus fibreux de la couche fibro-graisseuse qui adhèrent fortement à leurs parois. Cette hémorragie veineuse est de courte durée généralement, mais peut être assez abondante pour laisser à la malade pendant des semaines l'aspect décoloré et anémié, consécutif aux grandes hémorragies.

Quant à l'état général, il subit quelques légères altérations : la température peut s'élever à 38 degrés, mais elle ne dépasse guère cette limite que s'il y a des complications. Dans les huit ou dix jours qui suivent l'accident, quelquefois plus, la blessée présente un état de faiblesse assez grand : le visage pâle, les muqueuses décolorées trahissent un degré assez accentué d'anémie, qui peut persister assez longtemps et retarder le traitement

Que va devenir dans la suite cette plaie? Il peut se faire, l'arrachement ayant ou non respecté le périoste des os du crâne, que cette vaste surface dénudée, soustraite à tout contage, ne suppure que très peu; des bourgeons charnus se formeront au niveau de la surface de section en même temps que sur la voûte du crâne : tous ces bourgeons celluleux tendront vers la réunion et le travail réparateur pourra ainsi s'effectuer à la longue.

Les choses sont loin, en effet, de se passer toujours aussi simplement. La plaie devient la plupart du temps le siège d'une inflammation vive qui, au lieu de rétrocéder, de rester locale et de donner lieu à une suppuration modérée et de courte durée, prend des proportions considérables. Un érysipèle peut survenir, c'est le cas le plus fréquent ; il peut s'ensuivre une suppuration intense : alors les malades succombent soit à l'inflammation qui se propage de l'extérieur à l'encéphale, soit au marasme consécutif à l'abondance de la suppuration ou à la longueur du travail réparateur. De plus, la suppuration a souvent pour conséquence d'amener l'ulcération des artères du cuir chevelu et une hémorragie secondaire se déclare et enlève le malade, soit encore de provoquer des nécroses plus ou moins étendues des os dénudés. Cette nécrose peut n'être que superficielle ou n'intéresser que la table externe des os ; elle donne lieu alors à une exfoliation plus ou moins longue à se produire et après laquelle se forme une cicatrice adhérente et déprimée. Lorsque la nécrose est profonde ou que les deux tables des os sont intéressées, les malades succombent généralement à l'inflammation éliminatrice qui se propage de la lésion aux méninges. La nécrose totale des os du crâne, consécutive à leur dénudation est heureusement fort rare. Mais il n'est nullement besoin qu'elle se produise pour que la vie de la blessée soit en danger, nombre d'autres complications sont susceptibles d'amener un dénoûment fatal. Il suffit de se rappeler ici la disposition des veines de la région, dont quelques-unes ont pour rôle de faire communiquer la circulation extra-cranienne avec l'intra-cranienne, pour se rendre compte immédiatement des complications auxquelles une semblable disposition peut donner lieu. Le pus peut suivre le trajet de ces veines, atteindre les méninges et amener une méningite suppurée.

Les agents microbiens peuvent aussi pénétrer dans le torrent circulatoire et donner lieu à des complications telles que abcès du cerveau, abcès du foie. De plus, le contact des parois veineuses avec le pus ne saurait se produire sans qu'il y ait altération plus ou moins profonde de celles-ci : une phlébite se déclare et dès lors le malade est à la merci d'une thrombose ou d'une embolie. Enfin une suppuration aussi abondante que celle que l'on constate dans ce genre de plaies peut se transformer en septicémie généralisée.

Ce sont donc là des plaies qui méritent de la part du chirurgien une attention toute particulière, car elles exposent pendant longtemps la vie de celui ou de celle qui en a été victime.

CHAPITRE V

PRONOSTIC ET TRAITEMENT

Dans son article sur les plaies de tête, Follin s'exprime ainsi : « On a vu la peau du crâne complétement arrachée dans une étendue considérable, la mort a été la terminaison *constante* de cet accident. » Duplay, Legouest et autres partageaient cet avis. C'est que le pronostic de ces arrachements des parties molles de la calotte crânienne est toujours grave, soit que des complications viennent encore l'assombrir, soit que la plaie évolue vers la réparation. Dans le premiers cas, la mort en est la conséquence presque inévitable ; dans le second, la lenteur du travail réparateur laisse le malade très longtemps exposé à des infections secondaires qui peuvent amener une issue fatale ou plonge le malade dans un marasme qui exerce la plus nuisible influence sur son état général. D'ailleurs le seul voisinage des centres encéphaliques explique la gravité de ces plaies ; comme il est fort souvent impossible de préserver contre toute infection cette vaste surface cruentée, il en résulte une suppuration plus ou moins abondante qui peut amener du côté de l'encéphale des complications mortelles (méningites, abcès du cerveau, thrombose des sinus, etc.). Toutes ces blessures sont, dans la littérature médicale, considérées comme d'une très grande gravité.

Pour Gerok, la mortalité est de 20 pour 100. La guérison spontanée, quand elle a lieu, demande un temps considérable. Dans la plupart des faits que nous rapportons, la cicatrisation a exigé deux ans en moyenne. Il est évident que, pendant une période si longue, les malades sont exposés à tous les accidents des plaies bourgeonnantes et il faut y ajouter encore l'affaiblissement et l'épuisement qui résultent de la suppuration abondante, et surtout prolongée, à la surface d'une perte de substance aussi considérable.

La conduite à tenir en présence d'une semblable plaie s'impose : il faut désinfecter avec un soin méticuleux toute la surface cruentée, arrêter s'il y a lieu l'hémorragie et recouvrir les parties dénudées à l'aide d'un pansement aseptique épais, c'est-à-dire placer sur la plaie des bandes de gaze iodoformée et entourer avec une couche épaisse de coton stérilisé. Ce pansement une fois établi sera laissé en place pendant six à sept jours au début pour éviter au malade des souffrances inutiles et ne pas produire de choc. A chaque pansement on pratiquera une désinfection soigneuse car, si bien qu'ait été fait le premier pansement et même les suivants, il faut s'attendre à trouver du pus à leur ouverture. On joindra à ce traitement tout local un traitement général qui viendra par la suite puissamment en aide au chirurgien pour la marche de la cicatrisation. On donnera à la malade une alimentation riche, des vins généreux ; si l'hémorragie a été par trop abondante on aura recours aux injections de sérum artificiel ou à leurs succédanés, les lavements d'eau salée. Sous l'influence de ce régime, l'anémie consécutive à la plaie disparaîtra peu à peu et, grâce à l'amélioration de l'état général, la plaie de jour en jour se modifiera ; la suppuration cessera et des bourgeons feront leur apparition sur toute la surface cruentée. Du jour où le bourgeonnement commence, il faut modifier le pansement. Si l'on appliquait en effet sur les jeunes bourgeons celluleux, soit de la gaze iodoformée, soit tout autre pansement, il y aurait accolement entre les bourgeons et la gaze ; quand on enlèverait le pansement, les bourgeons se déchireraient et la plaie reprendrait l'aspect qu'elle avait au jour de sa production. Le travail réparateur serait ainsi indéfiniment retardé. Pour éviter semblable accident, il faut protéger les bourgeons et ne pas permettre qu'une pièce quelconque du pansement vienne à leur contact : pour cela on recouvrira la plaie avec une feuille mince de gutta. Lorsque les bourgeons seront nombreux et fermes, quand la plaie sera transformée en une surface granulante, il faudra songer à instituer un traitement capable d'amener la cicatrisation de la plaie. Pour arriver à produire une cicatrice comblant une telle perte de substance et obtenir, si possible, une restauration complète du cuir chevelu, il faut employer les différentes méthodes autoplastiques.

Toutefois, il nous faut signaler que, dans un cas (obs. V) où il y avait eu arrachement du cuir chevelu et du péricrâne, les tentatives de greffes étant demeurées infructueuses, la guérison s'était tout de même effectuée. La table externe des os, complètement dénudée, fut frappée de nécrose et s'exfolia ; au-dessous d'elle s'étaient développés dans le tissu spongieux des os de nombreux bourgeons qui proliférèrent et vinrent se réunir à ceux qui partaient des bords de la plaie. La cicatrisation mit deux ans pour se compléter. La date de la guérison fut retardée par une sorte d'ulcère atonique à fond rougeâtre, à bords irréguliers siégeant au niveau de la région des pariétaux et du frontal, qui résistait à tout traitement et se reproduisait sans cesse.

C'est, du reste, ce qui se produit fort souvent dans ce genre de plaies ; la cicatrice s'ulcère facilement et la malade est de nouveau exposée à tous les accidents d'une infection possible. Les cas où la guérison se produit d'elle-même sont rares et l'on ne saurait escompter une telle éventualité. Il sera donc prudent de recourir aux greffes sans trop attendre de la nature.

M. le professeur Gross, dans une étude sur le scalp, nous apprend que Brach et Stromeyer avaient essayé de réappliquer les téguments craniens arrachés ; d'autre part, H. Salles, dont nous rapportons l'observation l'avait tenté aussi, leurs tentatives ont échoué. « Les procédés autoplastiques, ajoute M. Gross, qui, en d'autres régions, rendent de signalés services, sont inapplicables aux plaies du crâne. Grâce à la méthode des greffes cutanées, nous connaissons aujourd'hui le moyen d'obtenir la cicatrisation rapide des plaies les plus étendues ; elle est notre seule et unique ressource dans le traitement du scalp. » De son côté, Jacques Reverdin a dit : « La greffe permet de guérir plus rapidement des plaies dont la cicatrisation est normalement très lente et d'obtenir la guérison dans des cas où tous les autres moyens ont échoué. » Lorsque les conditions locales le permettront, il faudra donc recourir aux diverses méthodes autoplastiques. On pourra successivement ou même simultanément employer la méthode italienne et celle qui consiste à transporter des lambeaux de régions éloignées, c'est-à-dire la transplantation cutanée à distance. Il serait inutile de songer à mettre en pratique le décollement des tissus avoisinant les bords de la perte de substance, pour les faire glisser jusqu'au niveau de la plaie dans le but d'avancer le travail réparateur; ce décollement ne serait souvent possible que dans une étendue de quelques centimètres au plus, ce qui certes ne saurait suffire.

La greffe italienne pédiculisée qui est constituée par un lambeau cutané doit être employée toutes les fois qu'on le pourra. Elle a cet avantage de remplacer totalement la peau disparue par de la peau neuve. Mais la greffe qui a le plus de chances de rendre dans ces cas de réels services, c'est la greffe dermo-épidermique d'Ollier et Thiersch qui consiste en un lambeau cutané dont la section passe au niveau des papilles du derme. Ce lambeau est transplanté au niveau de la plaie. Ces greffes doivent être faites avec une antisepsie minutieuse pour qu'elles aient quelque chance de réussite. Les bourgeons au niveau desquels on veut placer une greffe sont scarifiés; la partie cruentée du lambeau est mise en contact avec la portion de plaie avivée. On maintient la greffe en place à l'aide d'une feuille de gutta. La surface bourgeonnante située au voisinage de la greffe doit être excitée à l'aide de topiques de tout genre pour assurer la prise de cette dernière. Les grandes lignes de ce traitement sont donc : protéger la plaie contre toute infection, en favoriser le bourgeonnement, enfin la couvrir de greffes en maintenant toujours l'activité de la surface granulante.

Il serait à souhaiter que l'on pût suivre la conduite que nous avons entendu proposer par M. le professeur Poncet qui voudrait qu'après un accident aussi grave que le scalp total, on se comportât comme en présence des muti-

lations du nez et des oreilles, c'est-à-dire que l'o. tentât
la restauration à l'aide du lambeau arraché.

Cette conduite a bien été tenue par le Dr Salles (obs. V),
mais il est probable que l'accident remontait déjà à quelque temps, ce qui expliquerait son insuccès. Il est bien
probable que cette opération faite avec les précautions
nécessaires au point de vue de l'antiseptie et de l'affron-
tement exact des bords de la plaie à ceux du lambeau,
aurait des chances de succès. Pour la malade actuelle-
ment dans son service, M. Poncet avait bien réclamé le
cuir chevelu arraché aux personnes qui l'avait amenée ;
malheureusement l'accident remontait à plusieurs heures
et le lambeau était resté au lieu de l'accident.

Nous avons l'heureuse chance de publier une observation où la réapplication du cuir chevelu a été pratiquée
(obs. XII); nous l'avons relevée dans le *Bulletin médical*
du 4 décembre 1898, au moment où nous portions notre
thèse à l'impression. Cette méthode de traitement a donné
un plein succès au Dr Aristide Malherbe, venant ainsi
donner à l'opinion de M. le professeur Poncet l'afûrma-
tion de son bien fondé et en assurer la justesse.

CHAPITRE VI

OBSERVATIONS

OBSERVATION 1
(Burdel, *Union médicale*, Paris, 1875.)

Jeune fille, employée à tailler le verre à la verrerie de Vierzon, veut un jour aller retrouver une de ses compagnes en passant sous les tours mis en mouvement par une machine à vapeur. Coiffée en cheveux, une de ses nattes passant trop près de l'arbre de couche, fut saisie par quelques aspérités de cet arbre. La jeune fille fut enlevée, suspendue au-dessus du sol et l'arbre, continuant son mouvement, la fit tourbillonner jusqu'au moment où la calotte presque entière du cuir chevelu restant attachée à l'arbre, elle fut projetée à terre. La tête était irrégulièrement scalpée ; la partie du cuir chevelu voisine des tempes et des oreilles retombait déchirée en plusieurs lambeaux : une première déchirure s'étendant jusqu'au bout de l'articulation temporo-maxillaire formait un lambeau frontal recouvrant l'œil gauche ; une deuxième déchirure labourant toute la partie postérieure de la tête, allait jusqu'à l'occiput ; enfin, à droite, une troisième, moins étendue, allait gagner le sourcil.

Rapprochement et sutures des déchirures formant lambeaux. Application de la calotte de cuir chevelu arrachée sur la partie qu'elle recouvrait avant l'accident, après lavage à l'eau alcoolisée et suture avec les autres lambeaux dans le but d'avoir une couverture protectrice du crâne dénudé. Pansement épais avec ouate, laissé en place trois jours.

Le quatrième jour, à l'ouverture du pansement, toutes les parties

vivantes qui avaient été rapprochées par des sutures s'étaient
réunies ; la calotte seule, dans toute sa circonférence ratatinée et
mortifiée, s'était isolée du reste, entraînée déjà par un commencement de suppuration. Enlèvement de cette calotte, sous laquelle
apparaît à la surface du crâne une masse de bourgeons charnus :
la calotte est remplacée par un linge fin trempé dans un liniment
oléo-calcaire phéniqué, recouvert d'ouate.

Consécutivement, suppuration abondante en même temps que
prolifération exubérante de bourgeons.

Trois semaines après l'accident, greffes épidermiques appliquées
sur la surface bourgeonnante et recouvertes d'une feuille légère
de gutta, pansement ouaté. Pour ne pas déplacer les greffes et
assurer leur reprise, deux jours sans pansement : suppuration
abondante et commencement de tétanos, arrêté en faisant prendre
du choral à l'intérieur, associé à des injections hypodermiques de
morphine. Disparition des lamelles épidermiques entraînées par
la suppuration.

Deuxième tentative à l'aide de greffes épidermiques groupées sur
le sommet de la tête afin de former une sorte d'îlot complètement
isolé du reste du pansement.

Cette tentative, comme la première, ne donna aucun résultat.

On pratique alors une sorte d'autoplastie dermique superficielle,
c'est-à-dire on détache un lambeau de cuir chevelu de la tête de
la jeune fille elle-même ; ce lambeau formait une pointe très aiguë
et était garni d'un côté de bulbes pileux et, de l'autre, de tissu cel-
lulaire. Scarification avec la pointe d'un bistouri d'une surface de
bourgeons charnus égale à celle représentée par la greffe, puis
application de la greffe sur l'espace scarifié. Pansement aux feuilles
de gutta et ouate maintenant le lambeau en place.

Trois jours après cette application, greffe nullement flétrie et
semblant adhérente.

Quelques jours après, non seulement la prise de la greffe était
assurée, mais elle était comme un point central d'où le tissu cicatriciel semblait rayonner.

Application de trois autres greffes semblables qui réussirent
complètement et, trois semaines après ces dernières applications

d'autoplastie, le tissu cicatriciel était parfait. A sa sortie de l'hôpital, la jeune fille était entièrement guérie, présentant au sommet de la tête une large cicatrice parsemée de quatre petits îlots garnis de cheveux.

OBSERVATION II

(De Lavacherie, *Bulletin de l'Académie de médecine*, 1841, *in* Rapport de Velpeau.)

Arrachement complet des téguments craniens.

Fille âgée de vingt-cinq ans, occupée dans une fabrique de draps, eut les cheveux accrochés par le cylindre tournant d'une machine puissante. Après s'être enroulés sur le cylindre de la machine qui marchait avec rapidité, les cheveux firent de la tête un point d'appui résistant, au secours duquel se portèrent immédiatement les deux mains de la jeune fille en forme d'arc boutant. La puissance rotatoire de la machine était si grande et les cheveux si solidement roulés en corde que le cuir chevelu fut complètement arraché en une seule pièce, à la manière d'une calotte. Il en résulta une plaie qui s'étendait de la racine du nez et des orbites jusqu'à la nuque, et d'une oreille à l'autre. Hémorragie abondante. Douleur si peu vive qu'après avoir été dégagée de la machine, la jeune fille voulut retourner à pied chez elle.

Péricrâne non détaché des os. Pansement simple et légère compression pour prévenir l'hémorragie. Douleurs vives, abondance de la suppuration éloignèrent de l'idée d'avoir recours à l'anaplastie.

Pendant trois mois, rien d'extraordinaire à signaler ; le péricrâne disparut par degré sous l'influence de la suppuration et la table externe des os finit par s'exfolier avant le cinquième mois.

A cette époque, affection gastro-intestinale sérieuse n'entravant point la formation des bourgeons celluleux, qui s'étendent peu à peu sur toute la plaie.

Au sixième mois, symptômes alarmants de congestion cérébrale favorisés peut-être par des tentatives de rapprochement des bords de la plaie en arrière.

Ennuyée de ne point guérir, la malade congédia ses médecins et se confia aux soins d'un charlatan qui la traita infructueusement jusqu'en mars 1841, époque à laquelle elle mourut. Pendant les six derniers mois de son existence, nul médecin n'avait pu l'approcher; il n'a point été permis non plus d'en faire l'autopsie après sa mort.

OBSERVATION III

(De Lavacherie, *Bulletin de l'Acad. de médecine*, 1891.)

Homme âgé de trente-trois ans, ayant tenté de se suicider dans sa prison en se frappant le sommet de la tête contre l'angle d'un mur. A l'hôpital, on constata une destruction presque complète par broiement d'une partie du cuir chevelu qui fut entraîné par la suppuration. Perte de substance laissant une plaie mesurant d'avant en arrière 19 centimètres et demi et 14 centimètres et demi de large en arrière sur 12 en avant. Mise à nu de la table externe, puis bourgeonnement celluleux de bonne nature. Six mois après, cicatrisation complète.

OBSERVATION IV

(De Reverdin, in *Deutsche Zeitschrift für Chirurgie*, 1876.)

Le 9 avril 1872, Catherine Sch..., ouvrière dans un tissage, a, en se baissant, les cheveux pris dans un engrenage et fut scalpée. Hémorragie assez intense, mais peu durable; douleur peu vive. Pansement simple. La patiente garda six jours le lit, au bout desquels ne sentant ni fièvre, ni douleur, elle se reprit à vaquer à ses affaires. Une forte suppuration ne tarda pas à s'établir; fatiguée de voir sa plaie ne point se fermer, elle entre à l'hôpital de Strasbourg le 10 octobre 1872, six mois après l'accident.

Bon état général, un peu d'anémie. Sur la tête, plaie mesurant 35 centimètres de la racine du nez à la bosse occipitale; 28 centimètres d'une oreille à l'autre (oreille gauche en partie arrachée) et 57 centimètres de circonférence. La surface de la plaie n'a pas mauvaise apparence; cependant, par places, les bourgeons sont rares et peu vigoureux ; suppuration abondante et de bonne nature qui irrite la peau du visage et du cou en s'écoulant. Cicatrice violacée, très vascularisée, bordant la plaie. Rétraction considérable déjà opérée ; les paupières sont fortement attirées en haut et en dehors.

La cicatrisation, très lente jusqu'à ce jour, paraît arrêtée ou marche avec lenteur ; ulcérations en arrière du bord libre de la cicatrice. L'état général a peu souffert, les fonctions s'accomplissent régulièrement ; quoique les douleurs soient peu intenses, le moral est assez abattu.

Traitement commencé le 10 octobre 1872 : vin de quinquina, nourriture succulente, pansement aux bandelettes de diachylon imbriquées sur toute la plaie.

Pansement renouvelé une à deux fois toutes les vingt-quatre heures suivant les exigences de la propreté. Au bout de huit jours, surface granulante très heureusement modifiée ; cela permet d'entreprendre un traitement méthodique au moyen des greffes épidermiques.

Les greffes épidermiques prises sur la malade, son mari, etc, sont placées sur les surfaces bourgeonnantes. Cautérisation au nitrate d'argent des bourgeons exubérants ou flasques situés à 1 millimètre du bord libre de la greffe une fois sa prise effectuée. Excitation au moyen d'une pommade ou d'un liquide plus ou moins irritant des surfaces dépourvues de granulations vraies.

Tentative de greffes avec peau de chien et de lapin ; élimination de ces greffes au milieu de pus.

Autre tentative : le lambeau à transplanter ne le sera que lorsque lui-même a été couvert de bourgeons ; dans ce but après avoir pratiqué sur la poitrine d'un jeune chien deux incisions parallèles longues de 6 centimètres et distantes l'une de l'autre de 4 centimètres, le lambeau ainsi circonscrit fut disséqué en le laissant adhérent par ses deux extrémités en ayant soin de glisser sous ce pont cutané une bande de diachylon pour prévenir toute cicatrisation avec les parties profondes. Le lambeau ainsi isolé granulait vigoureusement en quelques jours ; on coupe les extrémités du pont et on transplante sur la tête de la patiente ; ainsi fut fait le 31 octobre.

Le 3 novembre, la greffe ne formait plus qu'une masse pâteuse, molle et tombait avec le pansement ; la plaie est devenue lisse et polie à l'endroit où elle se trouvait.

Troisième expérience : greffes faites avec parois d'un kyste dermoïde : réussite complète.

Abandon de la greffe animale, recours à la peau humaine dès ce moment.

Le 15 novembre une amputation de cuisse ayant été pratiquée chez un enfant et achevé à 10 h. 3/4, à 11 h. 1/2 on détache à la pince et au bistouri deux lambeaux cutanés de 5 centimètres : la graisse de la face profonde de la peau est soigneusement enlevée ; les greffes sont placées sur le sommet de la tête. Trois greffes plus petites sont faites aux ciseaux.

Le membre amputé étant placé dans un baquet rempli d'eau chaude et recouvert d'une toile cirée on attend jusqu'à 1 h. 1/2 on prend alors au bistouri deux greffes de un centimètre carré et cinq autres plus petites aux ciseaux : ces greffes furent donc prises deux heures quarante cinq minutes après l'amputation.

Le 16, greffes toutes en place.

Le 17, l'épiderme de quelques-unes des plus grandes est brun-noirâtre par places.

Le 18, points noirâtres grandis ; l'épiderme soulevé se détache facilement.

Le 19, les deux grandes greffes sont totalement dépouillées d'épiderme ; le derme sous-jacent est boursouflé, jaunâtre.

Le 20, petits points rosés représentant de jeunes vaisseaux qui envahissent toute la surface des greffes et leur donnent une coloration assez semblable à celle des bourgeons de la plaie.

Le 22, greffes très adhérentes, entourées d'un lobe rouge déprimé, analogue à celui qui entoure les greffes épidermiques en voie de développement. Progrès de cicatrisation rapides.

Le 28, la moitié environ de la plaie est cicatrisée. Continuation du traitement.

Le 7 janvier 1873, cicatrisation complète de la partie de la plaie correspondant à la racine du nez, à la partie médiane du front et à toute la partie antérieure de la tête jusqu'au niveau des oreilles.

Continuation du traitement pour la partie postérieure. Guérison et renvoi de la malade le 17 mai 1873. Durée du traitement, sept mois.

Au cours du traitement et venant l'entraver, à signaler un érysipèle en février 1873 et des suffusions sanguines se produisant dans les granulations et arrêtées par compression.

Résultat éloigné : guérison maintenue à part quelques petites ulcérations qui se produisirent parfois et guérirent facilement. Paupières supérieures fortement attirées en haut et en arrière. Mort le 24 octobre 1874, après accouchement, d'infection puerpérale.

OBSERVATION V

(Du Dr Salles, in *Montpellier médical*, 1879).

Immense perte de substance du cuir chevelu avec arrachement du périoste par suite d'accident. — Guérison.

Le 1er juin 1876, Malvina D..., âgée de dix-sept ans, ouvrière dans une filature de soie, à Saint-Ambroix, en passant pour se rendre à sa place sous l'arbre de couche qui imprime aux tours de l'atelier leur mouvement, eut sa résille accrochée par un petit clou fixé au fer de cet endroit; les cheveux s'enroulèrent rapidement autour de l'axe, et avant qu'on ait dégagé la malheureuse, la calotte épicranienne fut arrachée violemment de ses attaches.

Hémorragie veineuse simplement, insignifiante. Cuir chevelu emporté comme à l'emporte-pièce, suivant une ligne circulaire placée à 1 centimètres au-dessus de la racine du nez, à 3 centimètres au-dessus de l'oreille et à 2 centimètres au-dessus de la bosse occipitale.

Périoste adhérent à la calotte arrachée; la surface du crâne dénudée mesurait 23 centimètres de diamètre. Les bords de la plaie furent lavés à l'eau froide; ce qui restait du cuir chevelu fut rasé.

La calotte, préalablement lavée et rasée, fut remise en place et fixée aux bords de la plaie par douze points de suture. Application de compresses trempées dans l'eau froide et compression méthodique. Ce premier pansement fut supporté avec courage par la jeune fille qui voulut même retourner à pied à son logis, situé à 1 kilomètre environ de la filature.

Les trois premiers jours, rien d'anormal. Le visage enfla, les paupières et les yeux devinrent le siège d'une vaste ecchymose. P. = 100 pulsations ; T. = 38 à 39 degrés.

4 juin. — Un peu de sub-délirium dans la nuit ; érysipèle du côté gauche de la face. P. = 112, T. = 39°2.

5 juin. — L'érysipèle s'étend du côté droit. Purgation et application de collodion riciné sur les parties atteintes. P. = 115. T. = 39°4.

6 juin. — La calotte se mortifie. Décollement des parties molles à la région temporale et à la région sourcilière. Pus noirâtre et mêlé de détritus se faisant jour entre les lèvres de la plaie. Deux incisions sont pratiquées au bistouri au-dessus des arcades zygomatiques et laissent passer deux drains qui vont sortir entre deux points de suture. Matin et soir lavages à l'eau alcoolisée phéniquée. P. = 108. T. = 38°6.

7 juin. — La rougeur érysipélateuse a diminué, mais les paupières ecchymosées voilent les yeux ; sommeil presque impossible, à cause de la difficulté de reposer la tête. Suppuration excessive. Douleurs très vives occupant toute la face et le front. Langue rouge, pouls petit, quelques vomissements.

11 juin. — Les bords de la plaie commencent à se garnir de bourgeons charnus. Tempe gauche moins décollée.

12 juillet. — Calotte charnue réduite à sa couche aponévrotique amincie et à sa couche épidermique sur laquelle on voit de rares cheveux ; points de suture disparaissent tous les jours. Au-dessous d'elle, os à nu et blanc. Cette calotte a servi de couche protectrice.

14 juillet. — Drain gauche enlevé, peu de suppuration de ce côté de la face ; côté droit, suppuration plus prononcée.

15 juillet. — Bourgeons venant de la plaie s'étendant sur région temporale gauche à deux travers de doigt, sur la région temporale droite à un travers de doigt, recouvrant la surface osseuse placée au-dessous d'eux, mais ne lui adhérant point. Ils sont très ténus, d'un rouge vif et saignent au moindre contact. De leur pourtour

se détachent de petits filaments rougeâtres qui rampent aussi sur le crâne.

16 juillet. — Second drain enlevé, les téguments ayant repris leur fixité, en partie au moins. Bourgeons charnus apparus du côté du front. Tout autour, une peau fine et adhérente commence à s'étendre au-dessus de la plaie. Depuis le 10, lavages phéniqués faits deux fois par jour, et pansement de la plaie au cérat phéni-qué étendu sur un linge percillé et recouvert d'une bonne co... de charpie.

17 et 18 juillet. — La suppuration diminue très notablement. Le pus a bon aspect. Les bourgeons montent avec rapidité en arrière jusqu'au milieu de l'occiput par points triangulaires.

19 juillet. — Enlèvement de la calotte tégumentaire avec pan-sement. Petites marbrures rougeâtres disséminées çà et là sur la table externe des os dénudés. A travers, sutures fronto-pariétales et bipariétales, on voit sortir de petits filaments rouges qui se réu-nissent et donnent alors naissance à des bourgeons isolés de couleur rosée qui saignent au moindre contact.

La calotte épicranienne est remplacée par un morceau de taffetas gommé pour éviter que les tissus de nouvelle formation soient lésés ; ce taffetas est enduit de cérat et percillé.

Jusqu'au 21, rien de particulier si ce n'est une toux fatigante qui cède à un sirop narcotique, et des douleurs très vives dans la mâchoire inférieure et dans les dents.

Alimentation de la malade aux potages et au vin de Bordeaux.

A partir du 22, la table externe s'exfolie au-dessus de quelques-unes des marbrures rouges et un petit bourgeon celluleux, pâle, gros comme la tête d'une épingle, apparaît sur le point perforé. Marbrures rouges augmentant en surface. De petits vaisseaux se font jour entre dents de la suture frontale, non pénétrée encore.

24 juillet. — Chaque jour croissent de nouveaux petits bour-geons, d'abord presque incolores et prenant rapidement une teinte plus foncée.

Sur le pariétal droit, une langue de chair de 4 centimètres s'a-vance pour gagner le bord opposé. Il est évident que la réparation se fait également ici par les bourgeons sortis de l'os. Ces bourgeons vont à la rencontre du lambeau et en se fondant avec lui, lui donnent plus de fixité et d'épaisseur. Un grand îlot charnu s'étend en surface sur le pariétal gauche. De leur côté, les bourgeons sortis entre les sutures osseuses ont formé par leur réunion au-dessus de ces sutures, comme une croix mesurant en certains points plus de 1 centimètre.

20 juillet. — Coliques violentes ; fièvre vive ; dans la journée, vomissements bilieux abondants : ces symptômes sont calmés le lendemain.

Jours suivants, la plaie offre une belle apparence. Moins de bourgeons celluleux qu'on aurait pu le supposer. Pansement deux fois par jour : plaie recouverte d'un pus blanc et de bonne odeur. La peau remonte en arrière entraînant avec elle les cheveux : elle mesure environ 2 centimètres à l'occiput et aux tempes ; sur le front elle n'a pas bougé. En ce point, les bourgeons celluleux glissent sur la surface convexe de l'os et forment comme un épais bourrelet.

22 juillet. — Depuis huit jours, état général laissant à désirer. Appétit mauvais ; pouls faible et dépressible ; maigreur grande ; téguments décolorés. Diarrhée. La plaie offre quand même un aspect satisfaisant.

23 juillet. — La table externe du pariétal gauche, de plus en plus amincie et d'une couleur noirâtre, est percée en plusieurs points de trous gros comme tête d'épingle. Ces trous sont remplis d'un liquide incolore, animé de mouvements oscillatoires isochrones aux pulsations artérielles, qui ne s'échappe pas à l'extérieur.

24 juillet. — Table externe des pariétaux soulevée ; les dents des deux os se disjoignent et de petits pertuis analogues aux précédents paraissent un peu partout. La malade est sortie un peu dans la cour, mais elle est rentrée avec une ecchymose des nouveaux tissus, grosse comme une noisette et de couleur violacée, ecchymose qui disparaît trois ou quatre jours après.

26 juillet. — Quelques petites dents de la table externe des pariétaux se détachent. Cette lame, amincie et en partie usée déjà, laisse voir, si on la soulève avec une pince, une surface couverte

de bourgeons charnus minces et unis entre eux, qui occupe la place du tissu spongieux de l'os.

1er août. — Voici où en est la réparation : Du côté de la surface de section s'avance, parallèlement à la suture fronto-pariétale, un large triangle charnu qui, ayant déjà un triangle pareil venu du point de réunion des sutures frontale et sagittale, l'espace à recouvrir à droite et en arrière est bien réduit; à gauche et en arrière, la dénudation est plus grande, sur le frontal, elle commence maintenant à diminuer. Emploi de la capeline pour appliquer constamment le lambeau parti du front sur les surfaces osseuses. Si la table externe des pariétaux s'use de plus en plus, la table externe du frontal à côté de points noirs perceillés a conservé sa couleur et sa dureté normale.

6 août. — Plaie ecchymotique de 3 centimètres d'étendue, que la malade s'est fait en appuyant le plat de la main sur le côté droit de la tête.

8 août. — A droite et en arrière, la table externe de l'os est mobile et laisse sourdre à travers les trous dont elle est criblée, du pus que l'on enlève à chaque pansement. Toujours très grande facilité de la plaie à saigner au moindre attouchement.

22 août. — De la plaie du front partent des traînées de bourgeons qui se réunissent à ceux venus de la plaie située sur la suture transversale et donnant un point d'appui au lambeau frontal. La peau s'étend de son côté circulairement : elle est fine, violacée et adhérente.

Depuis le 30 août, état satisfaisant. Enlèvement avec une pince des lamelles osseuses noires et très minces situées des deux côtés et en arrière. Usure des dents osseuses de la suture frontale. Jours suivants, enlèvement des parcelles osseuses au même niveau.

Fin d'août, la blessée part pour la campagne : au bout de quelques jours elle peut sortir. D'autres parcelles des pariétaux se sont détachées au pansement ou ont été enlevées.

12 octobre. — Le frontal se dépouille à son tour, plus lentement que les pariétaux. C'est ainsi que la réparation a continué à se faire. Suppuration moindre de jour en jour. Surface jamais bien unie, formée de dépressions et d'élevures.

28 décembre. — La dernière parcelle d'os située sur le frontal droit est enlevée. Une plaie rouge et de bon aspect s'étalait alors sur la voûte cranienne, mesurant transversalement 13 centimètres, et 12 centimètres d'avant en arrière; elle était partout entourée d'une peau fine sillonnée de grosses lignes violacées. Les cheveux n'ont pas repoussé. Comme le cuir chevelu, tiraillé en tous sens, est remonté circulairement, en même temps que l'os qui s'exfoliait se garnissait de tissus nouveaux, on aurait pu croire le contraire.

Santé de jour en jour meilleure. Toutefois, à signaler que vers la fin d'août on s'était trouvé en présence d'un véritable ulcère atonique, à fond rougeâtre, à bords irréguliers, long et large d'environ 4 à 5 centimètres siégeant à la partie supérieure de la voûte du crâne, au niveau de la réunion des pariétaux et du frontal. Cet ulcère avait résisté à tous les traitements (topiques, cérat phéniqué, tanin, bismuth, iodoforme, etc.), même à trois ou quatre tentatives de greffe épidermique.

Rejet de l'autoplastie à cause de la difficulté de se procurer un lambeau pour s'en servir suivant la méthode française, et impossibilité d'employer la méthode italienne, car les bords du lambeau employé n'auraient, certes, pas pu faire prise avec les bords d'une plaie aussi mince et dont la nutrition était si incomplète.

Pansements au cérat simple, retour de la jeune fille à la campagne. Expectative pour l'ulcère.

Vers le milieu de novembre 1877, à son retour de la campagne, on constate que l'ulcère, après s'être plusieurs fois ouvert et presque fermé plusieurs fois aussi, avait fini par se cicatriser complètement. Malheureusement Malvina D... voulut retourner à son atelier pour s'occuper du triage des cocons, aussi, au bout de quelques jours, la peau fine qui recouvrait la tête se mortifia en plusieurs points; nouvel ulcère. Cessation de tout travail et pansements au cérat phéniqué. Vers fin de février 1878, la guérison put être considérée comme définitive.

La voûte du crâne est maintenant recouverte d'un tissu modulaire d'un blanc mat, d'une consistance assez grande pour ne plus

être exposé à s'excorier à tout instant. Ce tissu se continue avec
le cuir chevelu et avec la peau du front, qui est fortement tendu
sur l'os et a perdu sa mobilité première. Une ligne violacée et
garnie de plis rapprochés les uns des autres sert de démarcation
entre le tissu cicatriciel et l'épicrâne. Les parties voisines qui, au
début étaient profondément attirées en haut, commencent à repren-
dre leur souplesse. C'est ainsi que les paupières supérieures peuvent s'ouvrir complètement, et que la mâchoire inférieure, dont
les mouvements sont longtemps restés limités, s'abaisse comme
autrefois.

Observation VI

(Du Dr Finnel, *New-York medical Journal*, 1878.)

Une femme, âgée de vingt-huit ans, visitant une usine de mar-
garine se baisse pour examiner quelques procédés. Derrière elle
se trouvait un volant en mouvement et sa longue chevelure accrochée par le volant vint se déchirer sur lui. La rapidité du volant
était telle que toute la chevelure fut enlevée sans occasionner à la
patiente une souffrance suffisante pour ramener son attention sur
l'accident dont elle était victime. La première sensation qu'elle
éprouva fut une sensation de froid à la tête et en y portant la
main elle s'aperçut que son cuir chevelu avait été enlevé. A la
suite de ce traumatisme il n'y eut aucun choc, aucune douleur. En
examinant la tête, on constata que la surface dénudée s'étendait de
la base de l'occiput au sourcil gauche. Le sourcil même était arraché, l'oreille était à ce point lésée qu'elle pendait, retenue par un
lambeau de peau. La partie de cuir chevelu enlevée mesurait
24 pouces de circonférence. On pensa d'abord à réappliquer cette
portion de cuir chevelu sur la surface dénudée, mais en l'examinant on constata que sa surface cruentée était tellement souillée
par de la graisse de machine que l'on jugea toute tentative de
suture inutile.

Observation VII

(Du Dr Abbe, *New-York medical Journal*, 1878.)

Cas semblable à celui du Dr Finnel, traité en 1874 à l'hôpital Saint-Luc. L'étendue du cuir chevelu enlevé était à peu près la même, c'est-à-dire mesurant environ 24 pouces de circonférence et l'arrachement avait été produit par un volant. Trois mois après le traumatisme, des granulations s'étendaient sur le crâne dénudé. On remarqua au cours du traitement par les greffes que celles des greffes placées à environ 1 pouce des cicatrices marginales furent les seules qui contractèrent des adhérences.

Les greffes étaient de la grosseur d'un grain de blé et, durant les quatre années que dura la cicatrisation on en employa environ 12.000.

Observation VIII

(De G. Cowell, *Lancet London*, 1870.)

Dans la salle Holland de l'hôpital de Westminster se trouve une jeune fille de quatorze ans qui a été victime d'un accident singulier. Sa chevelure fut saisie par le volant d'une machine à vapeur qui servait à mettre en marche un certain nombre de machines à coudre et cette jeune fille eut un arrachement complet du cuir chevelu. L'accident arriva le 12 août, et son état, quand elle entra à l'hôpital était le suivant : une portion triangulaire de la peau du front pendait au-dessus du visage ; la pointe de ce triangle contenait une petite parcelle de cuir chevelu dont la plus grande partie des cheveux avait été arrachée. Les deux oreilles étaient décollées et pendaient de chaque côté sur le cou ; le pavillon du côté droit était intact, mais la partie supérieure du pavillon gauche avait disparu. La déchirure avait des bords déchiquetés et avait eu lieu suivant des lignes qui, passant l'une par la partie supérieure de l'oreille droite et l'autre par le milieu de l'oreille gauche venaient se rencontrer au niveau de la septième vertèbre cervicale. Toute

la tête et la partie postérieure du cou étaient complètement mises
à nu. Il fallut lier une seule artère temporale : le cuir chevelu,
envoyé aussitôt après l'entrée de la malade, fut lavé, rasé, et soigneusement appliqué sur les parties dénudées par le chirurgien de
garde; mais c'était là une partie morte. Les oreilles qui pendaient
et aussi la peau du front furent replacées en leur position propre
et suturées.

Les parties arrachées étaient constiuées par la peau de l'occiput
et du front et la moitié de l'oreille gauche. Le périoste existait
encore, mais une grande partie s'escarifia.

La patiente ne présenta aucun mauvais symptôme, aucune douleur. Le choc provoqué fut très léger, mais elle fut très faible pendant les cinq premiers jours qui suivirent l'accident. Il existait
trois petites portions d'os mises à nu, mais la plus grande partie
du crâne présentait un bon aspect granuleux. La blessure fut désin-
fectée et, depuis, la surface de la plaie, pansée à la vaseline mise
sur de la charpie, a présenté un aspect de jour en jour meilleur.
On attend maintenant pour amener une cicatrisation complète au
moyen de greffes cutanées.

OBSERVATION II

(De Gross, in *Pathologie et clinique chirurgicales*, tom. I)

Il s'agit d'une femme d'une soixantaine d'années, qui tomba du
haut de l'escalier d'un premier étage. Une grosse touffe de cheveux et la moitié environ de l'étendue des téguments craniens
sont restés accrochés à la serrure d'une porte du rez-de-chaussée
pendant que la malheureuse victime a été projetée, par la violence
de la chute, à une distance de 2 mètres dans la rue. Il en est
résulté une vaste plaie par arrachement dont la cicatrisation n'eut
lieu que très lentement : elle s'opéra par bourgeonnement et dura
cinq mois.

OBSERVATION X (inédite).

(Due à l'obligeance de M. le professeur agrégé Durand).

G. S...., âgée de dix-neuf ans, ouvrière dans un tissage, eut la

chevelure saisie par une tige métallique en rotation. Le cuir chevelu fut presque totalement arraché. La perte de substance par-
tait de la racine du nez, passait au-dessus des oreilles, les laissant
intactes ; en arrière, elle s'arrêtait un peu au dessus de la ligne
courbe occipitale inférieure. La douleur au moment de l'accident
ne fut pas très accentuée, l'hémorragie peu abondante. La malade
entra à l'Hôtel-Dieu de Lyon dans le service de M. Pollosson, où
on lui fit des pansements à la vaseline boriquée pendant une année
entière (1894). La surface cruentée bourgeonna bien, mais il n'y
eut pas de cicatrisation. La malade quitta l'hôpital. En juillet 1896,
elle revenait dans le service de M. Pollosson. Malgré les deux ans
qui s'étaient écoulés depuis l'accident, la surface cruentée persis-
tait sans modifications ; il n'y avait aucune tendance à la cicatrisation ; toutefois, une forte rétraction s'était opérée en avant à la
région frontale et avait amené la production d'un double ectropion
des paupières supérieures. — Pansements à la vaseline boriquée.
— En août 1896, la cicatrisation sous l'influence de ces pansements
commence à se faire par les bords de la plaie, surtout à la
partie postérieure. On poursuit ce traitement pour amener le
développement à la surface de la plaie de nombreux bourgeons
celluleux.

Le 10 décembre 1896, l'état local le permettant, on place plusieurs greffes épidermiques.

Le 23 janvier 1897, nouvelles greffes épidermiques ayant pour
but de recouvrir la voûte du crâne, de former des îlots cicatriciels
qui pourront, en se réunissant aux bords de la plaie, amener une
restauration complète.

Le 27 juin 1897, on fait encore des greffes épidermiques.

Le 26 avril 1898, la malade étant de nouveau dans le service,
M. le professeur agrégé Durand tente la restauration de la paupière droite. Il abaisse la paupière et greffe sur la perte de substance créée au-dessous quatre lambeaux cutanés pris au bras
gauche. Il suture les deux paupières..

Le 14 mai 1898, greffes épidermiques. M. Durand rabat un
lambeau sur le frontal gauche pour faire une paupière supérieure
à l'œil du même côté. Puis il prend des lambeaux épidermiques

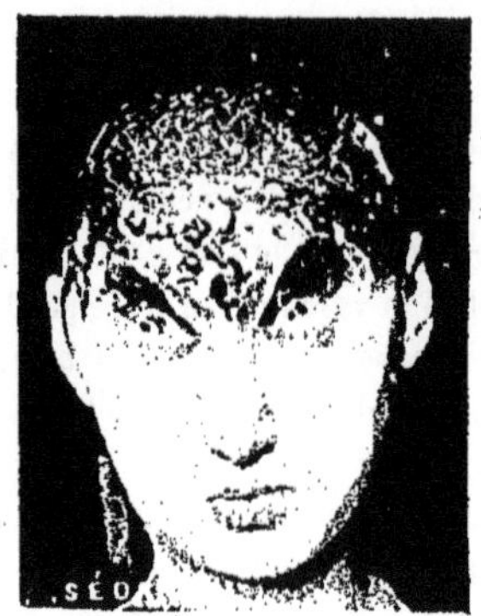

G. S..., 19 ans, deux ans après l'accident. — Ectropion.
Pas de cicatrisation.

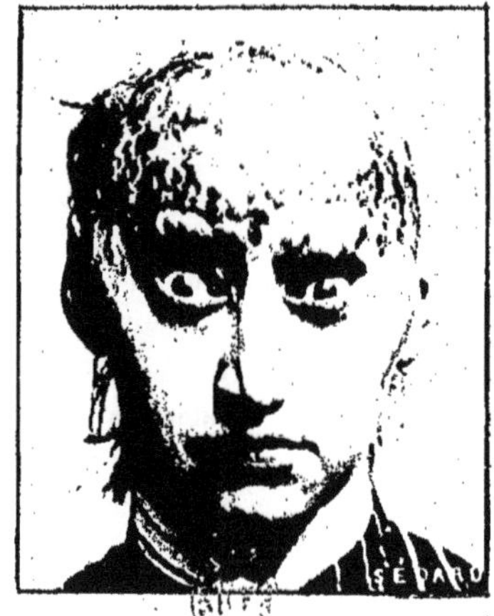

G. S..., quatre ans après avoir été sculpté. — Restauration des paupières.

sur la face interne du bras droit pour réparer cette dernière perte de substance.

La malade, qui avait quitté l'hôpital après cette intervention, rentre de nouveau au mois d'octobre 1898. A ce moment, nouvelles greffes épidermiques par M. Durand, ayant surtout pour but de créer des paupières supérieures. A l'heure actuelle, les paupières sont restaurées et le reste de la plaie en voie de cicatrisation.

OBSERVATION XI (inédite).

Recueillie dans le service de M. le professeur Poncet.

A. B..., jeune femme, ouvrière dans une verrerie à Rive-de-Gier, travaillait le 25 octobre 1898 devant une platine lorsque sa chevelure fut saisie par le bec du graisseur d'un arbre de couche en rotation qui actionnait la platine. Pour ne pas suivre le mouvement de l'arbre, l'ouvrière s'arcbouta à l'aide des poignets sur les bords de la caisse au-dessus de laquelle tournait la platine et ne s'aperçut que sa chevelure avait été arrachée que lorsque le mécanicien eut arrêté la machine. La douleur à ce moment était peu vive. L'hémorragie consécutive à la plaie a été assez abondante. Le médecin de l'établissement, appelé, fit un pansement à la gaze iodoformée, après avoir lavé minutieusement la blessure et recouvrit cette gaze d'une épaisse couche de coton stérilisé. La malade nous dit avoir fort bien supporté ce premier pansement. Elle n'accuse pas de douleur après l'accident, mais une sensation de cuisson assez vive et de lourdeur ayant pour siège la tête qui, nous dit-elle, était comme une masse. Infiltration des paupières par le sang jusqu'à occlusion des yeux. On la décide à se rendre à l'Hôtel-Dieu de Lyon, où nous avons pu l'observer dans le service de M. le professeur Poncet. Le voyage en chemin de fer de Rive-de-Gier à Lyon ne lui a causé aucune souffrance ; seuls les cahots de la voiture qui l'a amenée de la gare à l'hôpital ont éveillé quelques douleurs. A son arrivée à l'Hôtel-Dieu on refait le pansement. Dans la nuit le pansement est traversé par le sang et on doit le remplacer pour arrêter l'hémorragie.

L'examen de la plaie donne les résultats suivants : l'arrachement a eu lieu suivant une ligne qui est, en avant dans la région frontale, oblique de droite à gauche et de haut en bas; elle passe à environ 3 centimètres de la racine du nez et vient entamer la queue du sourcil gauche. De là elle se dirige vers l'oreille gauche au-dessus de laquelle elle passe pour redescendre en arrière d'elle et en déterminer le décollement; l'oreille détachée pend sur la joue. Elle gagne ensuite la base de l'occiput et se poursuit à la jonction de l'occiput et du cou pour remonter au-dessus de l'oreille droite et atteindre la région frontale. Cette plaie mesure d'avant en arrière 37 centimètres et environ 20 centimètres d'une oreille à l'autre. La malade présente en outre des ecchymoses des paupières et des régions sous-orbitaires. Elle a le facies anémié : il semblerait à la voir qu'elle a eu une grande hémorragie. Elle a conservé l'intégrité de ses fonctions intellectuelles; elle a bon appétit; sa température le 26 octobre est normale. Pansement à la gaze iodoformée et enveloppement épais au coton.

Le 4 novembre on panse la malade; on constate une suppuration abondante; la température qui était à 39 degrés le matin, tombe le soir à 37°8.

Le 12, suppuration abondante encore; les bords de la plaie bourgeonnent et quelques petits bourgeons celluleux font leur apparition à la surface de la plaie. Température 39°1 et 38.

Le 19, nouveau pansement, pus assez abondant; bourgeons plus nombreux. Température, 39°1 et 37°8. — Le 24, au pansement, on constate la présence d'une quantité moindre de pus; les bourgeons charnus sont nombreux et recouvrent une grande partie de la plaie. — Le 30 novembre, la plaie est transformée en une vaste surface granulante, peu de pus; les bourgeons sont fermes et ont un bon aspect.

À l'heure actuelle, M. le professeur Poncet attend que l'état général de la malade soit assez bon pour commencer le traitement à l'aide des greffes.

Observation XII

*Cas de scalp complet traité par la réapplication du cuir chevelu
(par le Dr Aristide Malherbe, in Bulletin médical du 4 décembre 1898).*

Le 23 août 1898, Mme C..., âgée de vingt-cinq ans, modèle, se
trouvait, vers 10 heures du matin, dans un lavoir, quand sa chevelure, très abondante, mais cependant relevée sur la tête, fut saisie
par un arbre de couche d'environ 10 centimètres de diamètre; animé
d'un rapide mouvement de rotation, la malade fut entièrement
scalpée et la calotte chevelue resta suspendue à l'arbre de couche.
Pas de perte de connaissance. Pansement sommaire chez un pharmacien, transport de la malade à la consultation de chirurgie de
l'hôpital Broussais. — A son arrivée, la malade a toute sa connaissance, ne pousse aucun cri, répond parfaitement aux questions ;
elle est très pâle et paraît avoir perdu une assez notable quantité
de sang ; elle était en état de shock. Le pansement enlevé permet
de constater qu'il s'agissait d'un scalp complet.

L'arrachement commence, en arrière, à l'endroit où les téguments épais du crâne se continuent avec ceux de la nuque, à quatre travers de doigt au-dessous de la protubérance occipitale
externe, suivant une ligne horizontale de 12 à 15 centimètres
qui semblerait avoir été faite par une section nette. De l'extrémité
droite de cette ligne, la solution de continuité remonte en haut et
en avant, en suivant la limite d'insertion de la chevelure, contourne le pavillon de l'oreille en arrière et en haut, puis traverse
horizontalement la région temporale au milieu de l'arcade zygomatique ; de ce côté, le conduit auditif externe est arraché en
arrière et le pavillon décollé pend en bas, retenu seulement au niveau du tragus par la partie antérieure.

Arrivée près de la partie externe de l'orbite, la section passe
au-dessous du sourcil, au milieu de la paupière supérieure, atteint
la racine du nez où elle remonte un peu en haut, constituant ainsi
une petite encoche, et, partant de là, elle suit de l'autre côté de la
tête un trajet symétrique à celui du côté droit pour aboutir enfin à
l'extrémité gauche de la ligne horizontale de la nuque. Globes ocu-

laires intacts. On envoie chercher la calotte arrachée, on en coupe les cheveux, on la lave au savon, puis au sublimé chaud à 1/1000 ; puis on l'applique sur le crâne de la malade et on la suture à la solution de continuité par 40 points au crin de Florence. On pratique des ouvertures dans la calotte pour livrer passage à quatre drains. Cette opération eut lieu sans anesthésie.

Pansement consistant en gaze iodoformée et couche épaisse d'ouate hydrophile. Il y avait environ trois heures et demie que l'accident était arrivé, quand la malade fut portée salle Broca et couchée. Malade mise au régime lacté.

24 août. — Pas de fièvre; la malade n'a aucune douleur; elle demande à manger. — 25 : premier pansement; pas de suintement, deux légers points mortifiés en arrière. T. = 37°5. — 26, 27 : température normale, qui se maintiendra toujours. La malade est mise au premier degré et demande à se lever. — Le 29 août, deuxième pansement, pas de pus. La réunion semble bonne, surtout en arrière, au niveau de la nuque. La peau est tout à fait sèche dans les deux points postérieurs mortifiés, ailleurs la peau reste souple. — Le 1er septembre, troisième pansement; les drains sont raccourcis de façon à éviter un décollement à leur niveau. Plaques parcheminées, plus étendues, noirâtres, dures, sèches. Sensibilité périphérique nulle, sauf un peu en arrière; état général excellent. Le 5, ablation des deux drains supérieurs, un peu de suppuration, quelques plaques sensibles. Le 21, ablation des points de suture, quelques-uns ont lâché. Le 26, un peu de suppuration à gauche. Quelques points de sensibilité apparaissent. Le 29, on gratte la couche épidermique mortifiée, la peau apparaît blanche sur la partie supérieure du crâne et derrière l'apophyse mastoïde gauche. Le 5 octobre, pansement à la gaze stérilisée. Le 10, pansement humide au sérum, état général toujours bon. Le pansement au sérum est continué tous les jours jusqu'au 2 novembre. A partir de ce moment, on revient aux pansements à la gaze stérilisée. Un peu de suppuration. Le 30, en avant, les téguments craniens se continuent sans ligne de démarcation avec la peau de la face. Au niveau des tempes et en arrière, existe une bande de tissu bourgeonnant, là où la calotte s'est détachée. Un peu de rétraction de la paupière droite.

CONCLUSIONS

Nous avons étudié dans ce travail l'arrachement total
du cuir chevelu dont il nous avait été donné d'observer un cas fort intéresant chez une jeune femme, à la
clinique de M. le professeur Poncet.

Nous avons pu réunir 11 observations de scalp total.
Dans tous les cas il s'agissait de jeunes filles ou de femmes,
ce qui s'explique par les conditions mêmes de l'arrachement,
à savoir l'enroulement de la chevelure sur un appareil
mécanique, tels qu'on les utilise dans nombre d'ateliers.
Il s'agit donc d'un de ces accidents que l'on peut appeler
industriels, et le scalp total parait bien être le triste
monopole d'une certaine catégorie sociale, des ouvrières
en contact avec les machines.

L'arrachement se produit d'une façon générale à la
limite du cuir chevelu, c'est-à-dire à la limite de l'insertion des cheveux, mais en avant, il descend plus ou moins
bas sur la région frontale, quelquefois même jusqu'au
niveau des arcades sourcilières.

L'hémorragie est habituellement peu abondante. Le
plus souvent, dix fois sur onze cas, le cuir chevelu a été

arraché sans dénudation du crâne. Dans un cas, le péricrâne avait cédé sur une étendue égale à la peau ; chez la malade de M. Poncet, le péricrâne est arraché en différents points sur une étendue correspondant aux dimensions de pièces de 1 franc.

Le pronostic est certainement moins grave qu'on ne le supposerait *a priori* en tenant compte de la perte de substance et de la difficulté de la réparation. Sur nos onze observations, nous ne comptons qu'un cas de mort (obs. II). Il n'en est pas moins vrai que la réparation demande un temps considérable, un ou deux ans en moyenne, et que, pendant tout ce temps, surtout dans les milieux hospitaliers, les malades sont exposées aux accidents d'une infection toujours possible. La cicatrice, de plus, présente presque toujours une tendance plus ou moins grande à l'ulcération ; aussi, le pronostic définitif, malgré ce que nous avons dit, semble-t-il devoir être réservé.

Le traitement doit naturellement avoir pour but la mise à l'abri de cette énorme plaie de toute infection et lorsque les conditions locales le permettent, la mise en application des diverses méthodes autoplastiques : greffes suivant la méthode italienne, transplantation cutanée à distance, etc., qui pourront fournir l'étoffe nécessaire à l'épidermisation d'une aussi vaste solution de continuité. Dans un cas (obs. V), chez une jeune fille de dix-sept ans, la cicatrisation s'est faite d'elle-même, sans greffes, mais on ne saurait escompter cette heureuse éventualité.

Il serait à souhaiter que l'on pût suivre la conduite que nous avons entendu proposer par M. Poncet, qui voudrait que l'on se comportât, en présence de l'arrachement du cuir chevelu, comme en présence d'une perte de substance du nez ou des oreilles, c'est-à-dire que l'on pratiquât la remise en place du lambeau et sa suture aux bords de la plaie : ce serait là une tentative de greffe de toute la calotte enlevée. En surveillant les blessés, une telle tentative, faite avec toutes les garanties de l'antisepsie la plus rigoureuse, ne peut avoir que des avantages et, dans l'espèce, elle nous parait absolument justifiée[1].

Nous ne terminerons pas ces conclusions sans insister sur cette donnée prophylactique que dans les ateliers et les usines où des femmes travaillent et où elles sont exposées à ce genre d'accidents, il serait prudent de ne pas les laisser circuler en cheveux. Les ouvrières devraient avoir la chevelure emprisonnée dans une résille, un petit bonnet, un foulard, peu importe; c'est le moyen pour elles d'être mises à l'abri de cet horrible accident qu'est l'arachement du cuir chevelu ou scalp total.

---

[1] Nota. — Au moment de mettre sous presse, nous avons pu relever une observation de scalp, publiée par le D' Malherbe, dans le *Bulletin médical* du 4 décembre 1898. Le traitement employé a été celui que M. Poncet préconisait et aurait voulu appliquer à sa malade, c'est-à-dire la réapplication de la partie de cuir chevelu arrachée et sa suture aux bords de la plaie. Cette observation vient justifier l'intervention que proposait M. Poncet.

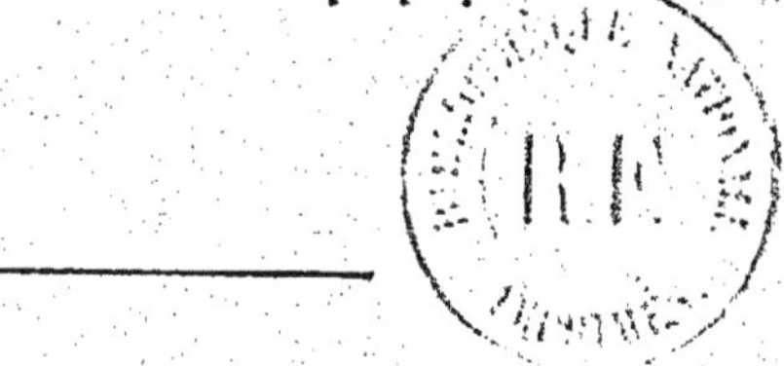

BIBLIOGRAPHIE

A. Bertillon, Les races sauvages.

Burdel, Union médicale, 1875.

Catlin, Tour du monde, 1869.

Champlain, Voyages dans la Nouvelle-France.

Cowel, The Lancet, 1879.

Finnel, New-York med. Jour., 1878.

A. Gerok, Ueber Scalpierung (Beit. z. klin. Chir., t. IX, 2).

Gross, Pathologie et Clinique chirurgicales.

Gross, Sem. méd., 1895.

Heydenreich, Sem. méd., 1888.

De Lavacherie, Bull. de l'Acad. de Méd., 1841.

Legouest, Dict. encyclop. (art. Crâne).

Lejars, Leçons de chirurgie, 1895.

Ollier, Comptes rendus de l'Académie des Sciences, mars 1872.

Reverdin, Deut. Zeit. f. Chir., 1876.

Salles, Montpellier médical, 1879.

Simonin, Tour du monde, 1864-1868-1874.

Thiersch, Arch. f. klin. Chir., XVII.

TABLE

Lyon. — Imp. A. REY 4, rue Gentil. — 1910.

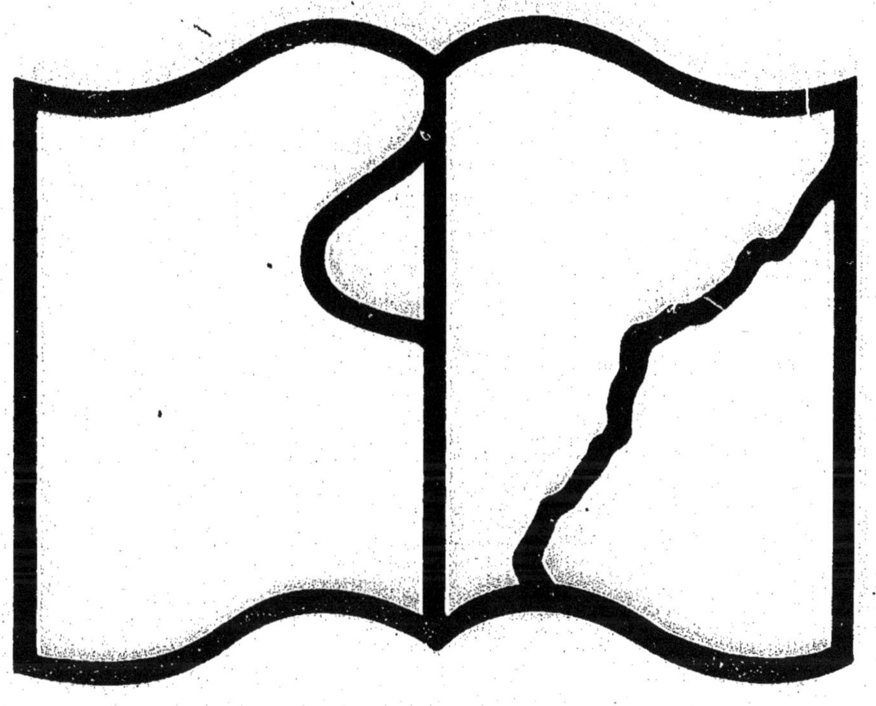

Texte détérioré — reliure défectueuse

NF Z 43-120-11